PARALYSIES

CONSÉCUTIVES A DES ANGINES

NON DIPHTHÉRITIQUES.

OBSERVATIONS COMMUNIQUÉES A LA SOCIÉTÉ MÉDICALE

DU· HAUT - RHIN,

Dans sa séance du 7 octobre 1860,

PAR

le Docteur **MARQUEZ** (de Colmar),

Ancien chirurgien militaire, lauréat de l'Académie de médecine,
Secrétaire de la Société de médecine du Haut-Rhin,
Correspondant de la Société de médecine de Paris et des Sociétés de Strasbourg, Caen,
Nancy, Poitiers, Poligny, etc.

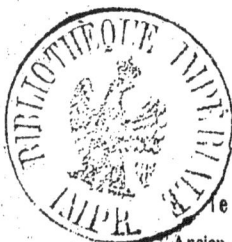

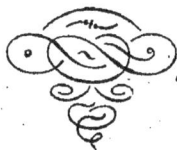

COLMAR,

Imprimerie de Ch.-M. Hoffmann, Imp. de la Préfecture.

1861.

Td 278.

PARALYSIES

CONSÉCUTIVES A DES ANGINES

NON DIPHTHÉRITIQUES.

—⊸⊱⊰⊱⊰⊶—

7 octobre 1860.

Dans le courant de l'année dernière, la presse médicale a sérieusement appelé l'attention des observateurs sur des phénomènes de paralysie, soit partielle, soit générale, consécutifs à l'angine diphthéritique. Le sujet est certes fort intéressant, et vous n'ignorez aucun des détails que l'on a publiés sur cette question depuis son introduction officielle devant la Société médicale des hôpitaux de Paris (avril 1859), par M. le docteur Maingault : vous n'ignorez pas davantage que ce jeune et distingué confrère, poursuivant ses recherches dans une voie où, d'ailleurs, il comptait déjà des prédécesseurs, et des meilleurs, s'est fait l'historien le plus complet que nous ayons encore de la paralysie diphthéritique, et a condensé dans un mémoire estimé tout ce que l'on sait jusqu'à présent de ces accidents tardifs de la diphthérite [1].

[1] *De la paralysie diphthéritique*, par le docteur Maingault. Paris, 1860.

Mais l'angine diphthéritique n'est pas seule en possession du fâcheux privilége d'entraîner ainsi à sa suite, et dans certains cas encore impossibles à prévoir, bien qu'ils ne soient pas très-rares, des lésions plus ou moins profondes et parfois très-graves de la sensibilité et de la motilité. Vous savez, en effet, que l'on a vu la paralysie, même généralisée, succéder à une angine phlegmoneuse avec fonte des amygdales (M. Becquerel), succéder à l'angine inflammatoire, à l'angine herpétique (M. Gubler), à l'angine simple (MM. Bérgeron, Vulpian, Maingault, etc.), sans parler d'autres maladies à fond de septicité, comme la fièvre typhoïde, le choléra, etc. (M. Gubler)[1].

De mon côté, j'ai rencontré deux ou trois faits qui me semblent de nature à pouvoir se joindre à ceux que l'on a déjà produits pour établir que des phénomènes de paralysie analogues aux accidents de la paralysie diphthéritique peuvent succéder à des affections phlegmasiques de la gorge autres que l'angine diphthéritique. Je vous demande la permission de vous les citer aujourd'hui.

Obs. Ire. En mai 1859, Antoinette V..., jeune fille de dix-sept ans, après avoir donné quelques soins à son frère qui avait une variole confluente et qui, du reste, fut enlevé par cette maladie, a été prise de fièvre, de céphalalgie et d'envies de vomir, succédant à un ou deux jours de malaise, de courbature et d'inappétence. Ces symptômes généraux accompagnaient une angine localement caractérisée par une sensation croissante de gêne à la déglutition, de douleur se propageant de l'arrière-bouche jusque dans l'intérieur de l'oreille ; en somme, par l'inflammation de toute l'arrière-gorge et de l'isthme du gosier. A droite

[1] Société médicale des hôpitaux de Paris, 1859. *Archives générales de médecine,* 1859, 1860.

une traînée gangréneuse peu large s'est installée sur la face antérieure du pilier antérieur, se prolongeant sur le bord du voile palatin jusque vers la luette. Une odeur caractéristique trahissait ce mauvais état de la bouche.

Au début, un vomitif; quelques gargarismes acidulés, puis détersifs, mais dont l'usage a été rendu peu commode, partant peu efficace, par la difficulté que le voile éprouvait à exécuter ses mouvements propres; à l'intérieur, le succinate d'ammoniaque; plus tard le quinquina; topiquement, quelques attouchements avec le nitrate d'argent; tels furent les frais capitaux du traitement.... et nous avons vu marcher assez rapidement vers la guérison cette affection qui, au premier instant, n'avait pas été sans nous causer des inquiétudes. Cependant il est resté de l'inertie dans les mouvements du voile du palais, du nasonnement et de la dysphagie, altérations fonctionnelles qui s'étaient déjà montrées pendant la période d'état de la maladie et qui persistèrent quelque temps encore, avec une intensité irrégulière, capricieuse, puis finirent par disparaître sans traitement spécial et sous la seule influence du régime diététique.

Obs. II. Mars 1860. Mathilde W... est une fillette de sept ans, d'une constitution moyenne, avec une nuance plus prononcée de lymphatisme; elles a les amygdales fortes; elle est sujette aux maux de gorge, et elle a eu, il y a environ deux ans, une angine pultacée.

A un peu de malaise, qui s'est déclaré dans la soirée du 8 mars, en même temps que l'appétit venait à manquer, ont succédé, le 9 et le 10, des symptômes plus sérieux: frissons, céphalalgie et abattement; vomituritions et constipation; plaintes assez fréquentes; enchifrènement; un peu de toux; fièvre, soif augmentée; déglutition difficile, accompagnée de douleurs aiguës jusque dans l'oreille gauche ; raideur du cou et tuméfaction douloureuse sous l'angle de la mâchoire, à gauche; urines rares, cuisantes et foncées en rouge. Il y avait eu avant l'explosion du mal quelques saignements de nez, et, le 10, il y a encore eu une copieuse épistaxis. L'arrière-bouche est enflammée : les piliers, le voile, la luette déviée à droite, une partie de la voûte palatine, le pharynx, l'amygdale droite sont médiocrement phlogosés ; mais l'inflammation est franchement concentrée sur l'amygdale gauche, qui est énorme, sèche et comme vultueuse. Angine tonsillaire aiguë.

Sur l'amygdale malade le travail inflammatoire fait de rapides progrès et acquiert une violence telle que, dans la soirée du 10, cette glande est trouvée frappée de gangrène ; au sommet et sur la face antérieure de cet organe, il y a une escarre noirâtre, ramollie et à bords irréguliers, d'environ 12 à 15 millimètres d'étendue. De rouge et animée qu'elle était, la figure est devenue sensiblement pâle. L'enfant a senti froid et a mieux ramené sur elle ses couvertures. Le pouls a faibli. L'haleine était mauvaise ; elle est devenue fétide. Il y a encore de la raideur dans le cou, de la douleur vers l'angle de la mâchoire, de la gêne à la déglutition, contrairement à l'opinion générale, qui veut que ces symptômes directs du mal local cessent dès que la gangrène est l'aboutissant de l'inflammation dans l'angine tonsillaire.

Traitement. Application de sangsues sur la tumeur sous-maxillaire : embrocations avec le baume tranquille ; cataplasmes émollients ; gargarismes émollients ; fumigations de même nature, comme adjuvant des gargarismes qui, presque toujours d'un emploi difficile chez un enfant, le sont surtout dans le cas actuel. Un laxatif. Boissons tempérantes. Chlorate de potasse. Le 10, au soir, et le 11, cautérisations avec le crayon de nitrate d'argent. Du 12 au 15, teinture de myrrhe pour toucher la plaie que laisse la chute de l'escarre. Gargarismes avec addition de teinture de myrrhe, du 10 au 20, c'est-à-dire jusqu'à cicatrisation complète. Dans la nuit du 11, il est encore survenu une épistaxis assez abondante pour provoquer une défaillance.

Du 12 au 16, amélioration progressive ; à dater du 16, entrée franche en convalescence. Chaque jour plus gaie et plus alerte, tout en conservant une certaine pâleur, Mathilde reprend ses jeux et ses petites habitudes ; elle se nourrit volontiers. Cependant la déglutition, sans être douloureuse, s'opère encore avec une certaine gêne, un certain effort, que connaissent bien ceux qui sont sujets aux maux de gorge. Néanmoins l'état de l'enfant est des plus satisfaisants, et la guérison semble être un fait assuré.

Mais, vers la fin du mois, alors que Mathilde commence à retourner à l'école, on s'aperçoit que sa vue s'est altérée. Il y a de l'amblyopie avec une presbytie ; à dix ou douze mètres de distance, l'enfant déchiffre le numéro d'une maison ; un livre à la main, elle ne peut en distinguer les caractères, à moins que ceux-ci n'aient des dimensions colossales. Quand elle écrit, elle va traçant, sans les voir bien, des lettres gigantesques. Un gros point noir sur un fond blanc, c'est un rond, un cercle, blanc au centre ; par contre, dans un O le blanc du centre disparaît, et cet O devient un point tout noir, etc. En même temps que la vue s'altérait ainsi, la petite malade a accusé des douleurs sus-orbitaires irrégulières et peu intenses. Elle est pâle, d'apparence chlorotique, nonchalante et toujours fatiguée ; elle mange peu, digère mal et perd de nouveau les forces qui avaient semblé renaître.

L'inspection de la bouche montre que, là, tout est en ordre, à part un peu plus de volume des amygdales que ne devrait ; ce qui d'ailleurs est habituel à cette enfant. L'examen des yeux est pour moi tout aussi négatif ; je ne reconnais aucune lésion. Les urines examinées avec soin et à plusieurs reprises, sont habituellement chargées de -mucus ; elles ne contiennent ni albumine, ni glucose.

Me rappelant ce que l'on a dit naguère de la paralysie et notamment de l'amaurose diphthéritiques, je crois pouvoir admettre que le cas de Mathilde est analogue à ceux qui ont été observés consécutivement à la diphthérite ; je pense que cet état nouveau de ma jeune cliente est le résultat d'un ébranlement causé par l'intensité de l'amygdalite à laquelle nous avons eu affaire, et dont la terminaison par gangrène a livré l'économie en général, en particulier le sytème nerveux, à l'influence dépressive d'un agent septique, influence qui a eu une action plus spéciale sur le nerf optique. Peut être aussi ai-je permis trop tôt un peu d'application et l'envoi à l'école ?

J'espère que la suspension des petits travaux de l'école, que l'exercice au grand air, des bains salés, peu chauds ; à l'intérieur, un régime fortifiant, la pepsine, le fer et les amers (orange amère, quinquina, gentiane), suffiront pour dissiper les accidents et rétablir ma petite malade.

Le 6 avril, pas de changement. Contre les douleurs susorbitaires qui persistent, mais sans avoir augmenté, je prescris de petits vésicatoires volants. Cette mesure a été suivie d'un bon résultat.

Le 12, au sortir d'un bain, Mathilde prend froid ; accès de fièvre avec les trois stades ; de nouveaux accès se reproduisent deux ou trois jours de suite, à la même heure, mais chaque fois en diminuant d'intensité, et ils finissent par céder sans quinine.

Le 18, M. le professeur Stœber constate et me fait constater à l'ophthalmoscope, qu'il n'y a aucune altération soit des milieux, soit des membranes de l'œil. Cet état de la vue est bien le résultat d'une paralysie incomplète du nerf optique ; l'amblyopie que nous rencontrons ici, à la suite d'une amygydalite gangréneuse, est bien à mettre sur la même ligne que les phénomènes qui appartiennent à

l'amaurose diphthéritique. Le régime déjà prescrit sera
continué. De plus, comme ce régime n'a pas encore, à lui
seul, procuré un résultat satisfaisant, M. Stœber conseille
de faire sur les paupières, sur la région sourciliaire, aux
tempes, des frictions avec la teinture de noix vomique et, en
cas d'insuffisance de ce moyen, de recourir à la strychnine.
Après quelques jours d'essai, l'administration de la noix
vomique par la méthode iatraleptique n'aboutissant à rien
d'appréciable, je fis porter, chaque jour, sur la muqueuse
oculo-palpébrale deux ou trois gouttes (ensemble quatre
à six gouttes) d'une solution de sulfate de strychnine au
centième. Cette manière d'administrer la strychnine n'a
pas tardé à produire des résultats satisfaisants. La vue
s'est améliorée peu à peu ; dans les premiers jours de mai,
elle est devenue assez nette, bien que faible encore et facile
à fatiguer. Cette disposition à la fatigue a persisté ; et
maintenant encore, qu'il n'y a plus aucune aberration du
sens de la vue, Mathilde clignotte fréquemment et a de la
peine à regarder, avec une attention un peu soutenue, un
objet quelconque. Quant à la santé générale, elle aussi s'est
améliorée et a fini par revenir à son état normal : doivent
avoir puissamment contribué à faire obtenir ce résultat,
le fer réduit par l'hydrogène, l'élixir de Peyrilhe, l'exercice
en plein air, et surtout six semaines passées à la campagne.

Avant d'en finir avec cette observation, notons, Messieurs, que l'amygdalite inflammatoire est aussi rare dans
l'enfance, qu'est, au contraire, fréquente à cet âge
l'amygdalite catarrhale ; notons que la terminaison de
l'amygdalite aiguë par gangrène est un phénomène rare
aussi, et qu'il n'est pas habituel de voir cette inflammation
marcher avec la rapidité dont le cas actuel fournit un
exemple ; notons encore que, dans ce cas, la maladie n'a pas
été contractée sous l'empire d'une épidémie concomitante,
et qu'elle ne s'est pas montrée contagieuse. Ce sont là, si

je ne m'abuse, Messieurs, tout autant de titres capables
d'intéresser le praticien.

OBS. III. Mai 1860. Théophile K..., garçon de onze ans,
lymphatique, m'est présenté, le 21 mai, pour un *prolapsus*
de la paupière supérieure de l'œil gauche, accident qui
date déjà de plusieurs jours. Le tissu lamelleux sous-
cutané de la paupière relâchée ne porte aucune trace d'un
engorgement récent ou ancien. Le procédé de Scarpa,
pour essayer la contractilité du muscle releveur de la paupière, donne un résultat négatif de cette propriété. Il est
facile de s'assurer que l'œil est sain, que ses mouvements
sont libres, bien qu'il y ait une certaine tendance à regarder
plutôt en bas ; notez l'absence de tout strabisme en dehors ;
sur la cornée on remarque une taie, un nuage très-léger,
reste d'une conjonctivite scrophuleuse, pour laquelle j'ai
donné des soins à cet enfant, il y a plusieurs années déjà.

Antécédents. Théophile s'est refroidi, il y a une quin-
zaine de jours, et a gagné, à la suite de ce refroidissement,
un mal de gorge, une angine simple, qui n'a eu ni impor-
tance, ni durée. Quelques menus soins, et au bout de
quarante-huit heures il n'y paraissait plus. Mais quelques jours plus tard, Théophile s'est plaint de ne pouvoir
ouvrir l'œil gauche. Aujoud'hui, 21 mai, voilà près d'une
semaine que cette impossibilité dure, sans que l'on puisse
l'attribuer à un état quelconque d'irritation de la paupière.

Les muscles droit interne, droit inférieur, droit supé-
rieur et petit oblique, comme l'élévateur de la paupière,
sont animés par les branches de l'oculo-moteur commun.
Il est d'ordinaire que la paralysie du nerf de la troisième
paire, laissant se continuer seule l'action de l'oculo-moteur
externe, ait pour conséquence un strabisme externe, qui
est considéré comme un précieux élément de diagnostic de
la blépharoplégie. L'absence de ce symptôme ne saurait

cependant être incompatible avec la paralysie de la paupière. Nombre de paralysies dépendent de la portion périphérique du système nerveux ; rien d'impossible à ce que les filets de la branche supérieure de l'oculo-moteur commun, et en particulier le filet de l'élévateur de la paupière, soient seuls frappés de paralysie. J'ai conclu à l'existence d'une blépharoptose de nature paralytique ; d'une blépharoplégie causée par le défaut d'innervation du muscle élévateur de la paupière, et peut-être de son voisin l'élévateur de l'œil. Je rencontrais là ce que Boyer ne pensait pas être jamais arrivé.

En conséquence du diagnostic que je venais de poser, j'ai prescrit des embrocations avec la teinture de noix vomique sur l'organe malade ; à la tempe, un petit vésicatoire, sur la plaie vive duquel on déposa, chaque jour, quelques gouttes d'une solution de sulfate de strychnine au centième.

Le 24, l'état est le même. Avec la seringue Pravaz, dont la canule est introduite sous la peau (indolore), un peu au-dessous de l'arcade orbitaire, et en suivant la direction du muscle élévateur, injection de six gouttes (2 milligrammes) de la solution sulfate de strychnine.

Le surlendemain, il y avait un peu de motilité de la paupière. Le vésicatoire se sèche ; je fais porter, deux fois par jour, sur la muqueuse de la paupière supérieure trois ou quatre gouttes de la solution strychnine.

Le 28, il y a une amélioration réelle ; cependant elle ne me paraît pas faire de progrès assez rapides. Nouvelle injection hypodermique de strychnine, 2 milligrammes. On continuera de toucher la muqueuse avec la même solution.

Le 31, la paupière se lève et s'abaisse à volonté. Le mouvement d'élévation est bien encore quelque peu incomplet ; mais cette imperfection a fini par disparaître peu à peu sous l'influence de la strychnine, dont l'usage a été continué quelque temps encore.

OBS. IV. Septembre 1860. Marie Gr..., d'un village voisin, quatorze ans, non menstruée, constitution moyenne, affectée d'un léger strabisme convergent, a été prise, le 5 août dernier, d'un mal de gorge qui a été assez sérieux pour nécessiter, pendant une douzaine de jours, des soins très-réguliers. Au bout de ce temps, il s'est déclaré une amélioration générale et locale qui n'a pas été de durée. En effet, alors que l'on s'attendait à voir cette jeune fille reprendre sa bonne santé d'autrefois, on s'aperçut qu'il se produisait du côté de la gorge et des yeux des accidents dont la persistance m'a valu l'occasion d'examiner cette malade, le 20 septembre.

Pâle et fatiguée, Marie a de la peine à avaler; les boissons refluent par les narines; la voix est fortement nasonnée; les fonctions digestives s'accomplissent mal. Des renseignements qui me sont fournis il résulte qu'il y a eu amygdalite suppurée. L'inflammation doit avoir été surtout intense à droite, où l'on remarque encore, vers la partie supérieure du pilier antérieur, une petite perforation, de forme oblongue dans le sens vertical, et pouvant mesurer 2 millimètres dans son plus grand diamètre. Cette lésion n'est, en vérité, pas suffisante pour justifier du nasonnement et de la dysphagie; la cause réelle de ces accidents doit se trouver dans l'inertie du voile palatin, dans la paralysie des péristaphylins et du releveur de la luette. D'autre part, il y a vue affaiblie, confuse, diplopie.

La cautérisation *bis repetita* (le 20 et le 27), dans le but d'obtenir l'oblitération de la petite plaie dont j'ai signalé la présence sur l'un des glosso-staphylins, n'en a que bien peu diminué l'ouverture. Mais la strychnine et un régime fortifiant ont mieux abouti en ce qui les concernait plus

spécialement. Le 27 septembre, il y avait du mieux, et le
5 octobre j'ai constaté que la vue est rétablie, que la voix
n'est plus nasonnée, que la déglutition est aisée et l'appétit parfaitement récupéré.

En résumé, Messieurs, dans les observations que je
viens de vous communiquer, on voit que des phénomènes
non douteux de paralysie partielle se sont déclarés sur
des individus qui venaient d'avoir des angines; angines
qui ont varié de nature sur chacun des malades. Dans
les obs. II, III et IV, il y a eu, comme cela paraît être
de règle dans la paralysie diphthéritique, un intervalle
plus ou moins marqué entre la terminaison de l'angine et
l'apparition des phénomènes paralytiques. Dans l'obs.
Ire, cet intervalle a manqué, et l'on est en droit de se
demander si ce fait a place légitime à côté des trois autres.
Pour moi, il y a doute : bien que cette angine ait été
compliquée d'un état gangréneux, élément toxique favorable
à la production d'accidents paralytiques, j'incline moins
vers l'hypothèse paralysie que vers la croyance à une
action locale, à une sorte de traumatisme, en vertu duquel
le voile du palais est demeuré dans le relâchement jusqu'à
disparition de l'engorgement qui l'alourdissait et gênait
ses mouvements. Dans les trois autres cas, le rapport
étiologique, disons mieux, le rapport de mal primitif à
mal successif est on ne peut plus évident.

En présence de pareils accidents, quand il n'est pas
possible de constater l'existence d'un désordre local
capable d'en rendre plus ou moins compte, où faut-il cher-
cher le lien qui les unit à la maladie première? Quel est
le lien qui peut unir des phénomènes de paralysie à une
angine quelconque? Le fait de paralysies consécutives à
plusieurs maladies différentes entre elles, par leur siége

aussi bien que par leurs allures, est chose prouvée, mais sans que l'on soit encore arrivé à mettre le doigt sur la raison étiologique de ces accidents, en général remarquables par leur tardive éclosion, du moins en ce qui concerne la diphthérite : on a insisté à dessein sur cette circonstance. D'excellents esprits ont bien hasardé des hypothèses et des comparaisons : mais comparaisons et hypothèses ne font pas certitude... En ce qui touche la solution d'un problème de causalité aussi difficile, vous ne trouverez pas mauvais que j'opte pour la prudente réserve de ceux qui, le fait constaté, relèvent avec soin deux chefs d'interprétation : d'une part « il ne serait pas « surprenant qu'une maladie aiguë, en produisant une « grande déposition de force ou en troublant la circulation, « plaçât l'économie dans des conditions favorables au déve- « loppement d'une paralysie (partielle ou) généralisée [1] ; » d'autre part, la paralysie qui se produit consécutivement à une maladie toxique, comme l'angine diphthéritique, trouve une raison d'être, une explication assez vraisemblable dans « la conception étiologique..... qui suppose l'action « dépressive d'un agent septique sur le système nerveux [2]. »
— Voilà, Messieurs, pour trois des observations que je vous ai esquissées. Mais pour l'autre, ce n'est plus cela : en effet, dans l'obs. III, nous n'avons ni maladie de nature septique, ni phlegmasie assez violente pour que l'on soit autorisé à rapporter à l'une ou à l'autre de ces conditions pathologiques le *ptosis* auquel nous avons eu affaire. Peut-être n'y a-t-il eu que coïncidence? Peut-être le refroidissement à la suite duquel il y a eu angine, a-t-il aussi été la cause, lente en son effet, qui a amené la paralysie du releveur de la paupière « paralysie partielle qui ne

[1] Docteur Dechambre, *Gazette hebdomadaire de médecine et de chirurgie*, 1859 (août et octobre).

[2] *Ibid.*

« serait pas sans analogie avec celle de cause rhumatis-
« male [1] ? » Nonobstant cette supposition, le fait est qu'ici,
de même que dans les obs. II et III, il s'est présenté des
phénomènes de paralysie quelque temps après une angine.

Ces faits, rapprochés de ceux que l'on doit à MM.
Becquerel, Bergeron, Gubler, Maingault, Vulpian, et sans
doute de bien d'autres encore, sont évidemment de nature à enlever aux phénomènes de paralysie consécutifs à
une affection angineuse, et isolément observés, une no-
table partie de la valeur qu'on pourrait être tenté de leur
attribuer comme éléments positifs d'un diagnostic rétro-
spectif de la diphthérite.

[1] Professeur Trousseau, obs. de paralysie du voile du palais con-
sécutive à une angine, *journal de méd. et chir. prat.* 1854 (mars).

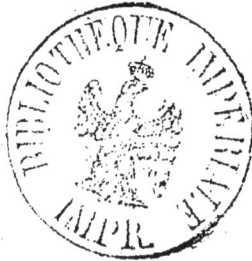

www.ingramcontent.com/pod-product-compliance
Lightning Source LLC
Chambersburg PA
CBHW050423210326
41520CB00020B/6727